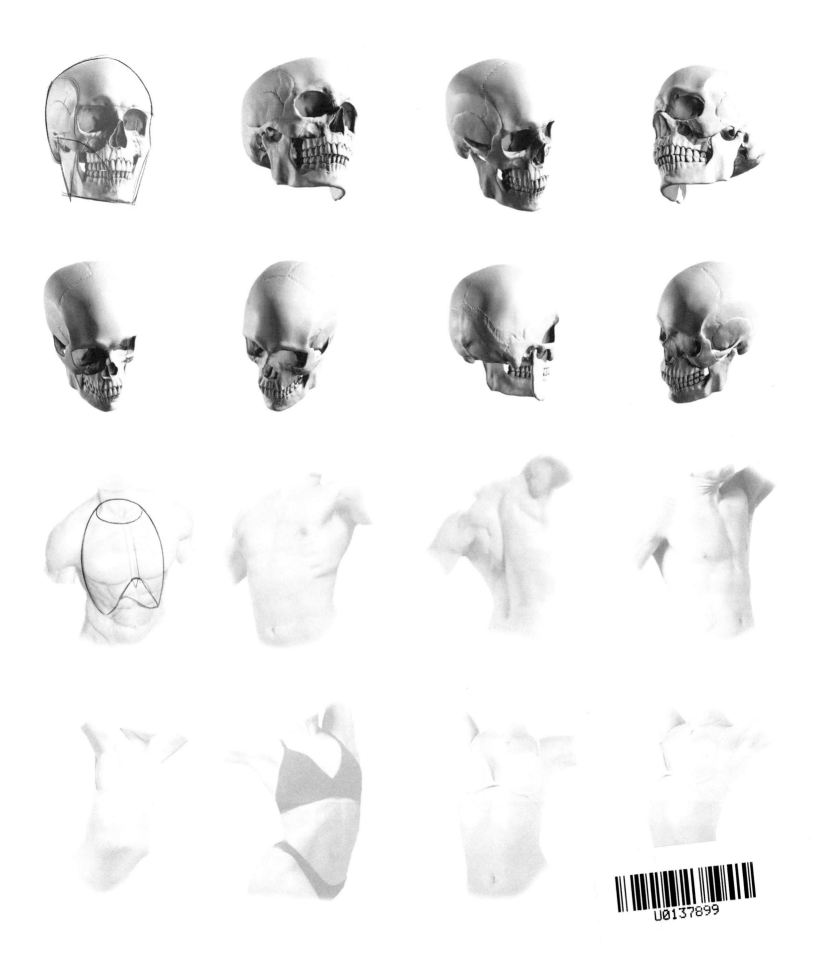

肩胸部骨骼绘制

首先将胸腔概括为卵圆形。

将卵圆形上端削成小圆面，下端削成V字形开口。

在胸廓上端胸骨两侧加上锁骨与肩胛骨。

肩胸部肌肉结构绘制

画出胸廓与锁骨造型，背侧画出肩胛骨内侧缘与肩胛冈的初步造型。

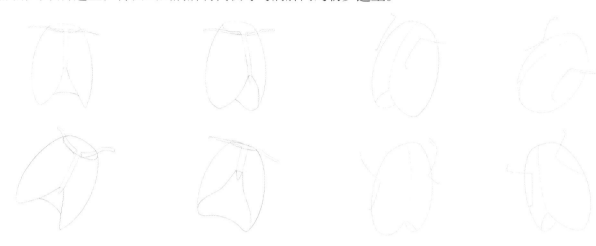

画出相连接的肌肉部分。

女性肩胸部绘制,注意女胸腔较男性更纤细修长,肌肉欠发达,胸部有脂肪垫。

头颈部绘制

常规角度头骨的概括。

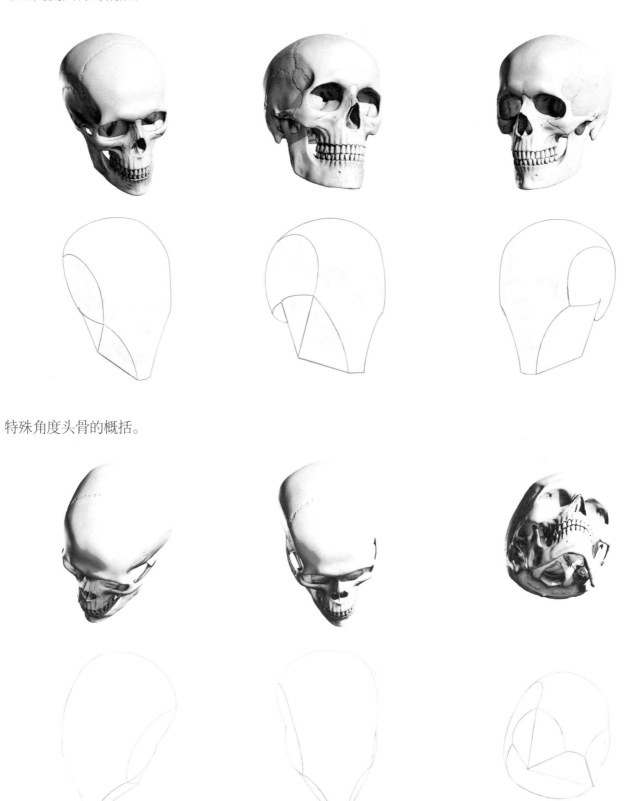

特殊角度头骨的概括。

颈部结构的绘制，先确定好头部与锁骨，再找出胸锁乳突肌与斜方肌，绘制完成颈部的颈部形态。

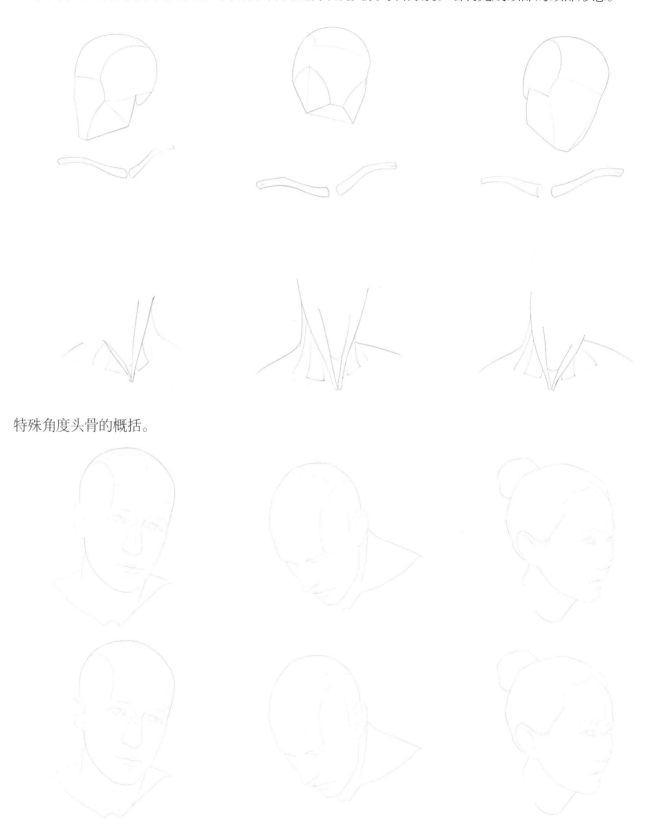

特殊角度头骨的概括。

中轴部绘制

不同角度的中轴部骨骼。

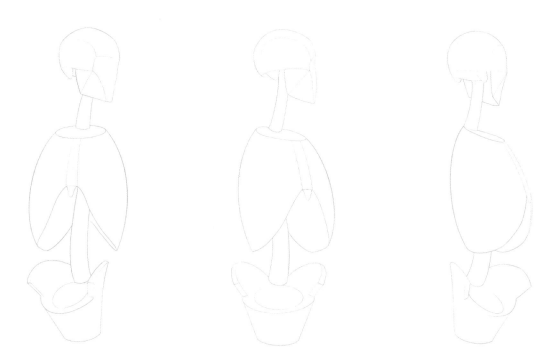

中轴部结构的绘制，先确定骨骼造型，依次画出连接在骨骼上的肌肉造型，完成绘制。

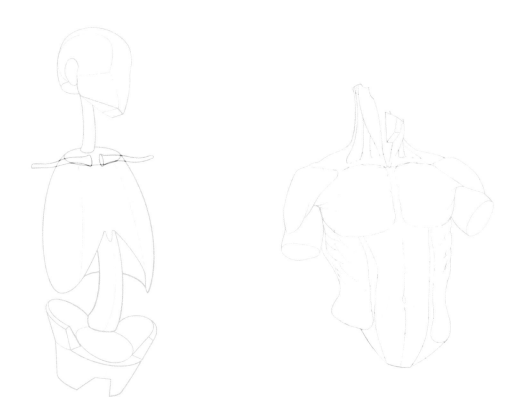

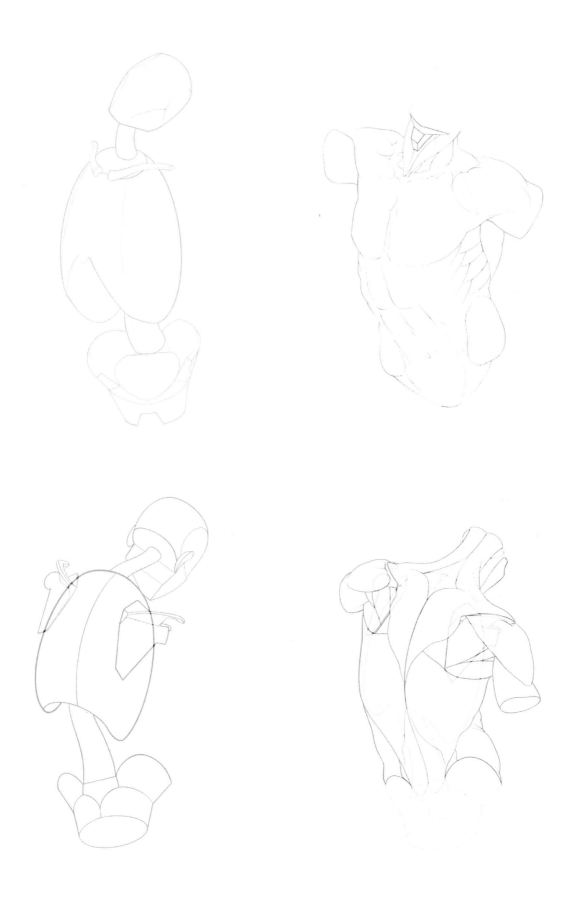

根据中轴部骨骼与外部轮廓形态，默写出肌肉结构。右下角小图为参考。

手臂的绘制

将手臂简化为体块结构，但要符合自然形态特征。

将手臂简化为体块结构，但要符合自然形态特征。

手部的绘制

手部简化结构的绘制。

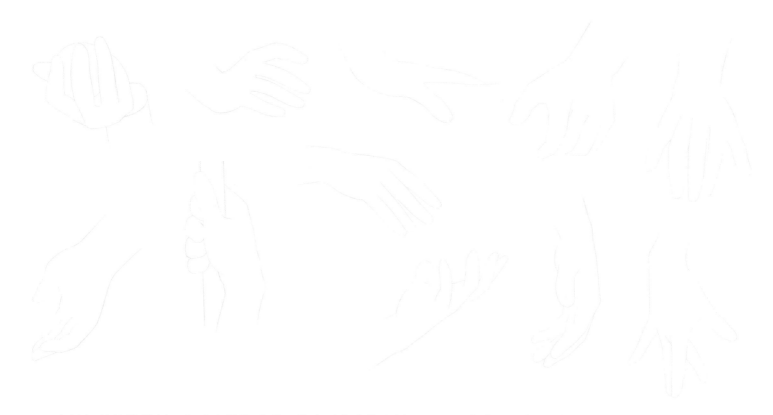

中轴部结构的绘制，先确定骨骼造型，依次画出连接在骨骼上的肌肉造型，完成绘制。

臀胯部的绘制

根据臀胯部骨骼绘制出臀胯部肌肉，完成臀胯部整体形态的绘制。臀胯部多角度练习。

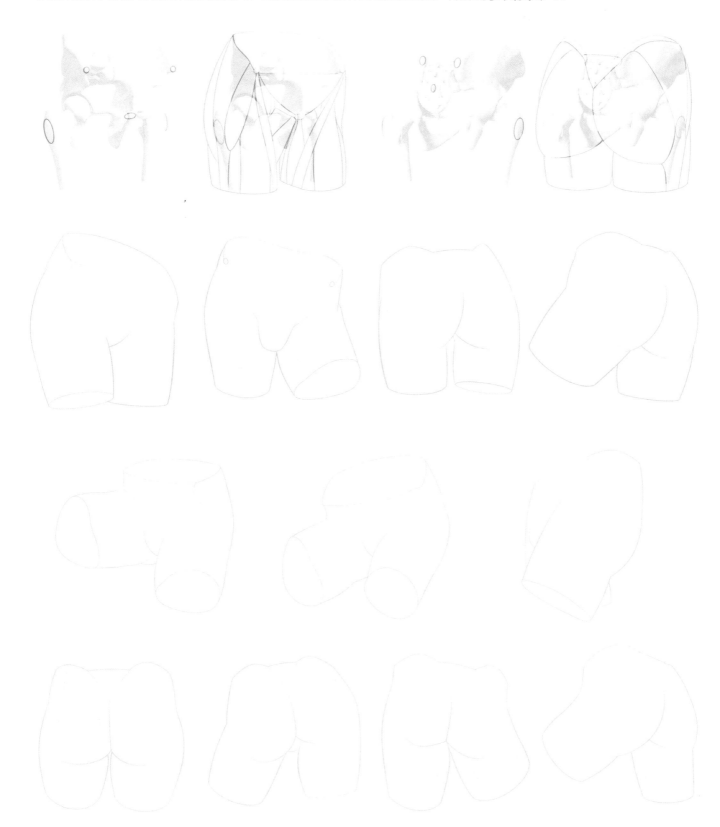

膝关节的绘制

膝关节的结构。

膝关节的自然形态。

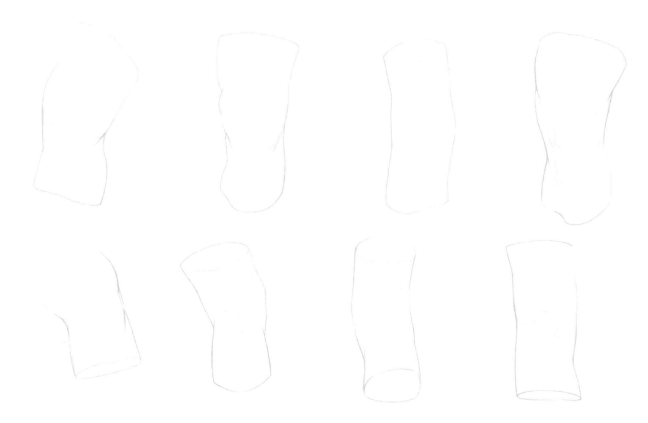

足部的绘制

下肢的绘制

下肢完整形态与不同动态的绘制。

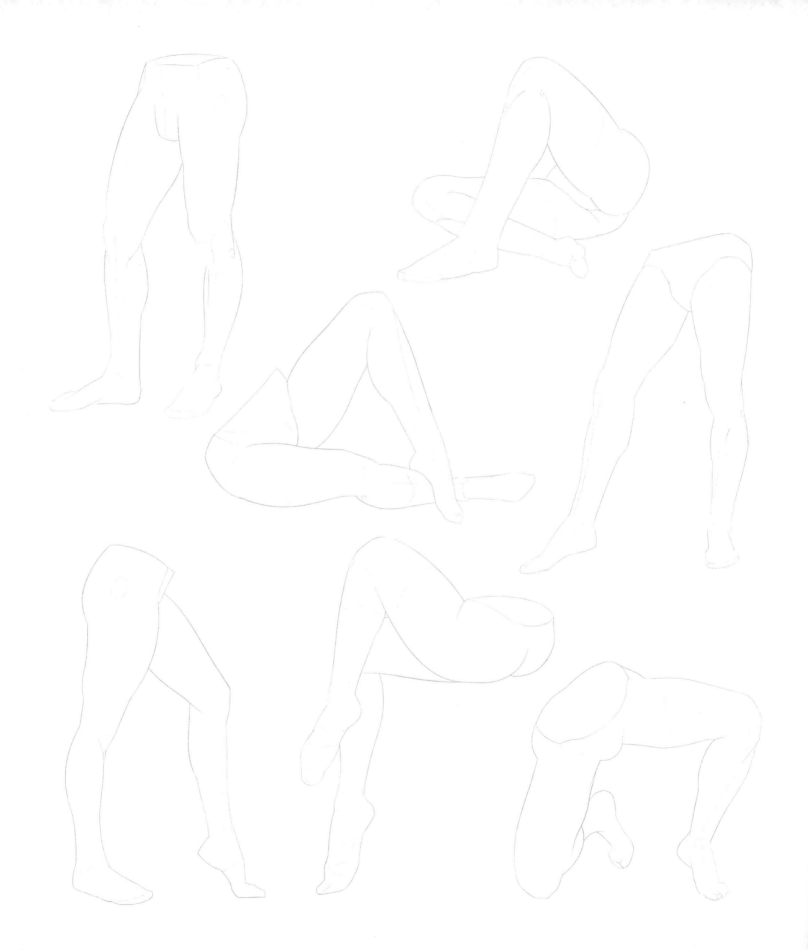

人体整体形态的绘制

先画出中轴部骨骼简化形态，再以符合人体基本特征的柱体画出四肢，手脚皆为剪影形。

再依据外形画出人体的解剖结构，完成绘制。

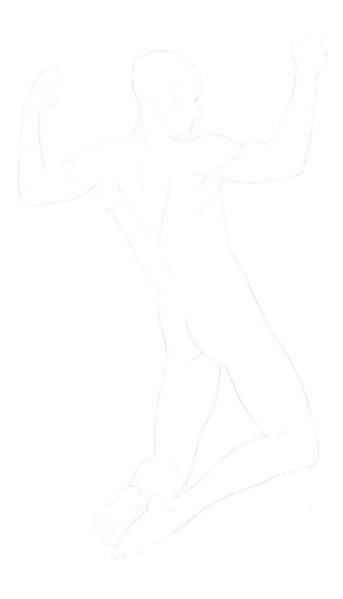